El entrenamiento completo del peso corporal En Español/ Complete body weight training In Spanish .

Cómo usar la calistenia para estar en forma y más fuerte.

Plancha de contenido.

dificultad o daño que les pueda ocurrir después de haber realizado la información aquí descrita.

Además, la información de las páginas siguientes está destinada únicamente a fines informativos y, por lo tanto, debe considerarse como universal. Como corresponde a su naturaleza, se presenta sin garantía de su validez prolongada o de su calidad provisional. Las marcas registradas que se mencionan se hacen sin consentimiento por escrito y de ninguna manera pueden ser consideradas como un endoso del titular de la marca registrada.

Introducción.

Felicitaciones por descargar este libro y gracias por hacerlo.

¿Qué le ha estado frenando para lograr sus objetivos de estar en buena forma? ¿Es la complicación de los diversos equipos de gimnasio? ¿Porque las membresías en el gimnasio le cuestan más de lo que debería gastar (especialmente si apenas tiene tiempo para ir al gimnasio)? ¿O es la falta de una orientación adecuada lo que le asegura que está en el camino correcto y que trabaja sus músculos como debería?

Cualquier sea la razón, ahora hay una respuesta y una forma de lograr el físico que aspira desarrollar a través de ejercicios de entrenamiento con pesas.

El entrenamiento con peso corporal es exactamente eso: usar su propio cuerpo para entrenar y ponerse en forma. Sí, porque ponerse en forma no tiene que implicar mucha maquinaria complicada o un costo excesivo. ¿Por qué? Porque su cuerpo es una máquina poderosa por sí misma, que sólo está esperando ser utilizada al máximo. No necesita varios equipos para obtener los resultados que desea, todo lo que necesita hacer es capacitarse de la manera correcta y este libro, aquí mismo, es donde comienza a hacer esos cambios.

En los siguientes capítulos, comenzará a descubrir cómo aumentar efectivamente la fuerza total de su cuerpo sin la necesidad de pesas libres, máquinas de ejercicios o incluso una membresía en un gimnasio. Así es, todo lo que necesitará es la fuerza de su propio cuerpo, la determinación de cumplir con estos ejercicios de entrenamiento de peso corporal y seguir esta guía completa y fácil para los entrenamientos de peso corporal más efectivos que marcarán la diferencia.

Los ejercicios de entrenamiento con peso corporal son lo mejor para su cuerpo porque es algo que todos, en cualquier nivel de condición física pueden hacer. Esto se debe a que uno de los beneficios significativos de estos ejercicios es que pueden adaptarse y modificarse a su cuerpo y a su nivel de condición física, simple pero desafiante al mismo tiempo.

Hay muchos libros sobre este tema en el mercado, ¡gracias de nuevo por elegir éste! Se hizo todo lo posible para garantizar que esté lleno de tanta información útil como sea posible, ¡por favor, disfrute!

Capítulo 1: ¿Por qué el entrenamiento con pesas?

¿Alguna vez ha entrenado peso corporal antes? Si no lo ha hecho, es hora de que comience.

¿Por qué?

Porque el entrenamiento de peso corporal es excelente.

Contrariamente a la creencia popular, no hay necesidad de ir al gimnasio, siete días a la semana durante una hora o más para obtener resultados visibles. No es necesario esforzarse hasta el agotamiento, tratando de utilizar todas esas máquinas, pesas y bolas de caldera para ver una diferencia real.

No cuando todo lo que necesita es la fuerza y el poder de su propio cuerpo. El entrenamiento con pesas es un elemento clave del desarrollo físico que a menudo se subestima porque no parece que sea lo suficientemente efectivo como para obtener los resultados deseados. Pero ahí es donde se equivoca porque los ejercicios de entrenamiento con peso corporal son efectivos. Super efectivo.

Si necesita más convencimiento sobre por qué debería comenzar a aprovechar el poder del entrenamiento con peso corporal, aquí hay una lista de lo que esta forma de entrenamiento y ejercicio puede hacer por usted:

- **Cardio y fuerza todo en uno:** si tiene poco tiempo (como muchos de nosotros a menudo tenemos), entonces los ejercicios de peso corporal serán los mejores entrenamientos para forzar en una sesión de quema de calorías. Algunos ejercicios de entrenamiento de peso corporal combinan cardio y fuerza en uno, lo que mantiene a su corazón bombeando, quema la grasa mientras desarrolla fuerza y definición muscular al mismo tiempo.

- **Transiciones fáciles:** dado que el entrenamiento con peso corporal no utilizará ningún equipo, será fácil realizar una transición rápida de un conjunto de ejercicios al siguiente. El tiempo de descanso más corto que tiene entre series depende de cómo acelera rápidamente su frecuencia cardíaca para comenzar a quemar una cantidad importante de calorías, más de lo que normalmente haría.

- **Flexibilidad mejorada:** el entrenamiento con peso corporal lo obligará a utilizar casi todos los músculos de su cuerpo, a veces empujándolo a usar su rango completo de movimiento para que sus articulaciones se muevan libremente. Esto es genial para aflojar todos los músculos que se han tensado por falta de uso y aumentar la movilidad en sus articulaciones que luego ayuda a mejorar su flexibilidad general.

- **Evita el Aburrimiento** - Hacer repetidamente los mismos movimientos de siempre y usar el mismo equipo en el gimnasio o en casa puede volverse tedioso rápidamente. Y el aburrimiento es lo único que se desea evitar ya que puede ser muy rápidamente un desmotivante, por lo que el entrenamiento con pesas es el cambio refrescante en su rutina que necesita tan desesperadamente sin siquiera saberlo. Con los ejercicios de calistenia, hay varias formas, ejercicios y maniobras que puede hacer que agregue variedad a su rutina. No solo evita que se estanque, sino que es excelente, mientras eleva sus niveles de condición física, un paso más cada vez.

- **Es gratis**- suficiente dijo. ¿Por qué pagar por algo en el gimnasio que puede hacer fácilmente en casa gratis?

- **Riesgo mínimo de lesiones**: los ejercicios de entrenamiento con peso corporal son generalmente seguros para cualquier persona en todos los niveles de condición física porque realizar estos ejercicios lo obligará a estar consciente de su cuerpo y cuando esté presionando demasiado, necesita bajar un nivel. Al ser más consciente de su cuerpo, minimiza sus posibilidades de riesgo de lesiones en lugar de realizar los movimientos sin pensar y sin concentrarse en ello, lo que es probable que ocurra al depender de máquinas y equipos.

- **Aumenta sus niveles de fuerza:** estar en forma y físicamente fuerte no se trata solo de cuánto peso con mancuernas puede levantar, sino también de cuán fuertes son sus músculos, tendones y articulaciones. Los ejercicios de entrenamiento con peso corporal son la solución perfecta para trabajar y entrenar sus articulaciones de la manera en que se supone que su cuerpo debe estar trabajando. La calistenia, por ejemplo, es una excelente manera de ayudarlo a desarrollar su fuerza, y debido a que el entrenamiento con pesas le enseña a todo su cuerpo a aprender a trabajar en conjunto, lo fortalece desde adentro.

Capítulo 2: Entrenamientos de la parte superior del cuerpo.

Los ejercicios de peso corporal están diseñados para aumentar la fuerza y la flexibilidad mientras le ayudan a desarrollar músculo y a mejorar sus niveles generales de condición física. ¿La mejor parte de estos ejercicios? ¡Puede hacerlo fácilmente en casa o en cualquier lugar donde tenga espacio y privacidad para hacerlo!

Entrenamiento de peso corporal superior 1 - Alpinistas

Este movimiento es un ejercicio de cuerpo completo que trabaja los hombros, la parte superior de los brazos, y los tríceps al tiempo que aumenta la fuerza y la flexibilidad.

Paso 1: bájese al suelo, apoyándose en sus brazos y piernas. Sus piernas deben estirarse detrás de usted, los dedos de los pies plantados firmemente en el suelo.

Paso 2: Comience doblando la rodilla para colocar el pie derecho directamente debajo del pecho, manteniendo la otra pierna extendida. Puede comenzar con su pie izquierdo si lo prefiere, cualquiera está bien.

Paso 3: Con las manos plantadas firmemente en el suelo (directamente debajo de los hombros), mantenga apretado el core de su cuerpo y cambie de pierna.

Paso 4: Acelere esto y mueva sus piernas lo más rápido que pueda, agregando un salto entre cada cambio.

Repita este movimiento 16 veces (2 series de 8 repeticiones). A medida que se fortalezca, aumenta el número de repeticiones y su velocidad. Para variar, en lugar de doblar la rodilla directamente debajo de usted, acercándola a su cuerpo casi como si tratara de empujar esa rodilla hacia el codo del brazo opuesto. Esto quema los músculos oblicuos.

Entrenamiento de la parte superior del peso corporal 2 – Flexiones Pilométricas

Suba su nivel de flexión regular aumentando la intensidad (tenga en cuenta que ya debería poder realizar una flexión regular en sus manos y dedos de los pies para poder completar este movimiento).

Paso 1: Use una colchoneta de ejercicios para este movimiento y colóquese en una posición de plancha. Sus brazos deben estar rectos con las palmas presionadas contra la colchoneta, directamente debajo de los hombros mientras sostiene la parte superior del cuerpo. Sus piernas están estiradas detrás de usted, balanceándose sobre los dedos de sus pies.

Paso 2: Baje su cuerpo, flexione, con los codos doblados, el pecho lo más bajo posible hasta el suelo sin perder forma en el resto de su cuerpo.

Paso 3: Ahora, en lugar de simplemente empujarse hacia arriba al comienzo de la posición de flexión, hágalo empujando con la fuerza suficiente para que pueda levantar ambas palmas ligeramente del suelo antes de aterrizar nuevamente.

Paso 4: Acelere esto y fortalezca el movimiento.

Repita este movimiento 16 veces (2 series de 8 repeticiones). A medida que se fortalezca, aumente el número de repeticiones y su velocidad. Trate de subir más con cada movimiento también. Este movimiento es intenso, así que asegúrese de haber dominado la flexión básica antes de intentar esta variación.

Entrenamiento de peso corporal superior 3 - Burpees.

Sentirá la sensación de calor en sus brazos, glúteos, en las piernas y abdominales, incluso en su pecho con este movimiento.

Paso 1: Comience en una posición baja en cuclillas, colocando las palmas frente a usted, presionadas contra el piso o la colchoneta. Debe ponerse en cuclillas con las rodillas cerca de la mano, a ambos lados de las palmas.

Paso 2: lleve los pies hacia atrás, uno a la vez, en una posición de flexión.

Paso 3: Salte de nuevo a la posición que estaba en el paso 1, póngase de pie, levantando los brazos por encima de la cabeza.

Paso 4: Repita el paso 2, excepto que esta vez, salte con ambos pies juntos de nuevo en un salto continuo.

Repita este movimiento 16 veces (2 series de 8 repeticiones). A medida que se fortalezca, aumente el número de repeticiones y su velocidad. Aumente intensidad al entrenamiento agregando un salto alto en lugar de permanecer parado.

Entrenamiento de peso corporal superior 4– The Superman.

Paso 1: Comience acostado boca abajo sobre una colchoneta. Su cara debe mirar hacia abajo a su colchoneta de ejercicios durante este movimiento. Asegúrese de que su cuello permanezca en una posición neutral durante todo el movimiento.

Paso 2: Luego, extienda los brazos hacia arriba, de modo que ambos brazos estén justo al lado de las orejas y por encima de la cabeza. Sus piernas deben permanecer extendidas detrás de usted y su cuello continúa en una posición neutral.

Paso 3: No bloquee las piernas y los brazos, manténgalos neutrales junto con el cuello. Ahora, mientras mantiene su torso quieto (no lo mueva en absoluto), levante simultáneamente ambos brazos y piernas en un movimiento hacia arriba como si estuviera tratando de doblar su cuerpo casi en la forma de la letra U. Su espalda se arqueará mientras intenta levantar sus brazos y piernas varias pulgadas del piso.

Paso 4: Mantenga esta posición durante 5 segundos antes de bajar lentamente hacia el suelo.

Repita este movimiento 24 veces (3 series de 8 repeticiones). Al levantar los brazos y las piernas, inhale profundamente y luego exhale cuando los vuelva a bajar al suelo.

Entrenamiento de la parte superior del peso corporal 5: el golpecito del hombro y la plancha.

El movimiento lleva el entrenamiento de peso corporal de la plancha normal a un nivel superior y apunta a los hombros, brazos, muñecas y músculos centrales al mismo tiempo.

Paso 1: Comience en una posición de plancha completa, con las palmas presionadas contra el suelo y sobre los dedos de los pies.

Mantenga apretado el abdomen, pero no arquee la espalda, solo arrastre su núcleo hacia usted, para que no se caiga hacia el suelo.

Paso 2: Con el núcleo firmemente halado y el equilibrio sobre los dedos de los pies, levante la mano derecha y toque ligeramente el hombro izquierdo con la punta de los dedos (con un movimiento rápido de golpe) antes de volver a colocarlo en la posición inicial original. El resto de su cuerpo debe permanecer estable durante este movimiento, manteniendo sus piernas más separadas si necesita mantener el equilibrio.

Paso 3: repita esta movimiento con la mano izquierda. Alterne entre ambos brazos durante todo el movimiento, manteniendo el equilibrio estable para que no se balancee de lado a lado mientras golpea los hombros.

Repita este movimiento 24 veces (3 series de 8 repeticiones). A medida que se fortalezca en el movimiento, acerque cada vez más los pies hasta que finalmente pueda completar este movimiento con ambos pies uno al lado del otro. Cuanto más cerca estén sus pies, más difícil será mantener el equilibrio.

Entrenamiento de la parte superior del peso corporal 6: Plank and Jacks.

Este movimiento es un giro que combina planchas y saltos.

Paso 1: use una colchoneta de ejercicios para ayudarlo a medir qué tan lejos y ancho debe saltar con los pies. Comience bajando a una posición de plancha. Sus hombros deben estar directamente sobre sus muñecas para este movimiento.

Paso 2: Su cuerpo ahora debe estar en línea recta, con los pies uno al lado del otro, los dedos presionados contra la colchoneta. Ahora, al igual que lo haría en un salto de pie, salte con ambos pies hacia un lado y luego salte hacia atrás para acercar ambos pies una vez más.

Repita este movimiento 30 veces (3 series de 10 repeticiones). A medida que se fortalezca en el movimiento, aumente el número de repeticiones y series que realiza. Para mayor intensidad y para entrenar a sus oblicuos, salte con ambos pies (mantenlos juntos) hacia el lado izquierdo de su cuerpo, salte de nuevo a la posición de inicio y luego salte con ambos pies hacia el lado derecho del cuerpo. Sus pies deben permanecer juntos durante todo el movimiento.

Entrenamiento de la parte superior del peso del cuerpo 7– Plancha Lateral.

Se sabe que las planchas son uno de esos movimientos increíbles que trabajan simultáneamente en dos partes del cuerpo, el core y la fuerza de la parte superior del cuerpo dependerá en gran medida de ello para mantenerlo equilibrado durante este movimiento.

Paso 1: Comience este movimiento acostado de lado sobre la colchoneta. Su codo derecho debe colocarse directamente debajo de su hombro derecho. Mantenga su brazo izquierdo levantado por encima de usted, con la punta de los dedos apuntando hacia el techo para este movimiento.

Paso 2: Apriete su core halándolo con fuerza mientras levanta su cuerpo de la colchoneta presionando su codo derecho contra el piso. Usted no está balanceando su codo y los costados de sus pies. Mantenga un pie delante del otro si necesita ayuda para equilibrarse.

Paso 3: Mantenga la posición de la plancha durante 30 segundos, o 60 segundos si puede, antes de bajar y repetir el movimiento.

Paso 4: para elevarlo un poco, una vez que esté en una posición de plancha y balanceándose sobre los codos y los costados de los pies, baje la pelvis lentamente hacia el piso hasta que casi toque la colchoneta, antes de volver a levantar la posición de salida.

Repita este movimiento 12 veces en cada lado (2 series de 6 repeticiones por lado). A medida que se fortalezca en el movimiento, aumente el número de repeticiones y series que realiza. Para mayor intensidad y para entrenar sus oblicuos, salte con ambos pies (manténgalos juntos) hacia el lado izquierdo de su cuerpo, salte de nuevo a la posición de inicio y luego salte con ambos pies hacia el lado derecho del cuerpo. Sus pies deben permanecer juntos durante todo el movimiento.

Entrenamiento de peso corporal superior 8– Círculos del brazo.

Los círculos de los brazos son un movimiento maravillosamente dinámico que aumentará la movilidad en las articulaciones de los hombros, la parte posterior de los brazos, los bíceps y los tríceps.

Paso 1: Párese, los pies no más abiertos que el ancho de la cadera, los hombros hacia atrás.

Paso 2: Extienda los brazos hacia afuera, manteniéndolos a la altura de los hombros y paralelos al piso mientras comienza a hacer 20 círculos de brazos pequeños en un movimiento hacia adelante, ambos brazos se mueven simultáneamente.

Paso 3: Una vez que haya completado el movimiento hacia adelante, ahora circule los brazos hacia atrás.

Si le resulta difícil mover ambos brazos juntos, alterne uno por uno, para que parezca que sus brazos están haciendo el molino de viento. Todavía obtendrá el rango completo de movimiento y a medida que se fortalezca y mejore su movilidad, intente completar círculos más amplios y rápidos.

Entrenamiento de peso corporal superior 9– Extensiones de Tríceps

Trabaje de manera efectiva los músculos del tríceps, que se extienden a lo largo de la parte posterior de la parte superior del brazo desde el codo hasta el hombro en un movimiento rápido y eficiente conocido como la extensión de tríceps.

Paso 1: Colóquese en el piso o en la colchoneta, con las manos a los lados. Sus codos deben estar cerca de sus costados, doblados en un ángulo de 90 grados, sus pies presionados firmemente en el suelo.

Paso 2: Luego, levante su cuerpo del piso extendiendo sus brazos para impulsarse hacia arriba, elevando su cuerpo a una posición de mesa. Imagine que si alguien entrara y tratara de equilibrar una copa en su torso, podría hacerlo antes de que se mantenga firme.

Paso 3: Doble los brazos nuevamente cuando regrese a su posición de inicio de 90 grados, bajando el trasero hasta que casi toque la colchoneta y luego hacia arriba una vez más.

Repita este movimiento 24 veces (3 series de 8 repeticiones). A medida que comience a fortalecerse, aumente el número de repeticiones. Para mayor intensidad, levante la pierna izquierda del piso y sáquela frente a usted, mientras levanta su cuerpo del piso, manténgalo alejado del piso incluso cuando baje y vuelva a empujar hacia arriba. Cambie las piernas para trabajar ambos lados por igual.

Entrenamiento de la parte superior del peso corporal 10: flexiones con rotaciones de torsión.

A medida que empiece a sentir que su cuerpo se fortalece con cada movimiento de peso corporal que hace, desafíe aún más la parte superior de su cuerpo haciendo que su trabajo de brazos sea más fuerte que nunca cuando agregue una ligera variación a su movimiento de flexión: un giro en la parte superior.

Paso 1: Comience en una posición de plancha para este movimiento. Coloque los pies en línea con las caderas y los brazos directamente debajo de los hombros. Extienda los brazos hacia los lados para poder completar una lagartija sin sacrificar la forma.

Paso 2: Baje su cuerpo hacia el piso, complete la flexión y regrese a la posición inicial en la parte superior.

Paso 3: Cuando esté en la parte superior, gire la parte superior de su cuerpo hacia la derecha, levantando la derecha por encima de usted con la punta de los dedos apuntando hacia el techo. Mire su alcance mientras lo hace. Su pelvis y caderas deben mantenerse firmes, no permita que suba o baje durante el giro.

Paso 4: Regrese a la posición de plancha, complete otra flexión y gire a la izquierda esta vez cuando llegue arriba.

Repita este movimiento 16 veces (2 series de 8 repeticiones). A medida que comience a fortalecerse, aumente el número de repeticiones y la velocidad a la que completa el push-up y el giro.

Capítulo 3: Entrenamientos de la parte inferior del cuerpo.

Entrenamiento de peso corporal inferior 1: sentadillas

Uno viejo pero bueno. Las sentadillas trabajan múltiples grupos musculares al mismo tiempo, por lo que continúan siendo las favoritas de muchos entrenadores.

Paso 1: Comience parándose con los pies separados al ancho de los hombros, las rodillas ligeramente dobladas y asegúrese de que no estén apuntando sobre los dedos de los pies.

Paso 2: Coloque ambas manos ligeramente detrás de la cabeza a cada lado (la mano derecha debe estar detrás de la oreja derecha, la mano izquierda detrás de la oreja izquierda), con la punta de los dedos tocando ligeramente la parte posterior de la cabeza.

Paso 3: Imagine que tiene una silla directamente detrás de usted. Comience a doblar las caderas y las rodillas casi como si fuera a sentarse en esa silla. Asegúrese de que las rodillas no se extiendan más allá de los dedos de los pies mientras intenta sentarse, así es como sabe que tiene la postura correcta para el movimiento. Todo su peso debe transferirse a sus talones, ahí es donde está el foco.

Paso 4: Mantenga el pecho y los hombros en posición vertical durante el movimiento hacia atrás, asegúrese de no encorvarse hacia adelante. Si le ayuda, trate de concentrarse en un lugar o un objeto que esté directamente frente a usted para mantener el pecho y los hombros erguidos. Mantenga la cabeza y los ojos mirando al frente, no endurezca la espalda.

Paso 5: Sostenga la sentadilla por 2 segundos y regrese a su posición de pie, usando el peso de sus talones para ayudar a que su cuerpo retroceda.

Haga esto 16 veces (2 series de 8 repeticiones). A medida que se fortalezca, aumente el número de repeticiones.

Entrenamiento de peso corporal inferior 2: sentadillas de salto.

Las sentadillas de salto son un movimiento pliométrico que hará que su ritmo cardíaco aumente y queme más calorías a medida que lo hace.

Paso 1: Párese con los pies separados al ancho de los hombros, con las manos colocadas firmemente a cada lado de las caderas o bien juntas firmemente frente a usted (como lo haría en una sentadilla). Paso 2: Tal como se sentaría en una posición en cuclillas, repita el mismo movimiento excepto que esta vez, agregue un salto de alto impacto, después de la posición en cuclillas antes de volver a la posición vertical.

Paso 3: cuando salta, aterriza suavemente con ambos pies y no bloquee las rodillas, manténgalas relajadas, para que no se ejerza presión adicional en su articulación.

Los principiantes deberían intentar hacer esto 16 veces (2 series de 8 repeticiones). A medida que se fortalezca, aumente el número de repeticiones y trate de saltar más alto cada vez. Una vez que se vuelve más fuerte en el movimiento, puede comenzar a hacerlo más rápido también.

Entrenamiento de peso corporal más bajo 3 - Sentarse en la pared.

El sentarse en la pared lo ayudará a fortalecer sus cuádriceps, los isquiotibiales, pantorrillas y mejorar su equilibrio.

Paso 1: Comience parándose con la espalda contra la pared. Póngase de pie con los hombros hacia atrás. No debe estar parado demasiado cerca de la pared porque le resulta difícil doblar las rodillas.

Paso 2: Una vez que se haya posicionado cómodamente, comience levantando los brazos frente a usted, estirados a la altura de los hombros. Si tiene un mejor equilibrio, puede colocarlos en sus caderas.

Paso 3: Deslícese hacia abajo para sentarse, usando la pared como apoyo, hasta que tanto sus rodillas como sus caderas estén dobladas en un ángulo de 90 grados. Continúe manteniendo la parte superior de la espalda y los hombros erguidos (usando la pared como apoyo). Ambos pies deben estar firmemente planos sobre el suelo y el peso de su cuerpo distribuido de manera uniforme entre ambos pies.

Paso 4: Mantenga esta posición durante 30 segundos si es principiante antes de volver a la posición vertical. Si está más avanzado, puede intentar mantener la posición durante 60 segundos.

Repita este movimiento 12 veces (2 series de 6 repeticiones cada una). A medida que se fortalezca, aumente los intervalos de tiempo en 30 segundos cada vez.

Entrenamiento para bajar de peso corporal 4 - Estocadas frontales.

Las estocadas apuntan a tus cuádriceps, isquiotibiales, pantorrillas y músculos centrales, y se encuentran entre los ejercicios de peso corporal más efectivos para tonificar y desarrollar músculos.

Paso 1: Párese con los pies separados al ancho de los hombros, con las manos colocadas firmemente a cada lado de las caderas.

Paso 2: Avance un pie hacia adelante (puede comenzar con su derecha o su izquierda). Mantenga los hombros hacia atrás, hacia arriba y mire directamente frente a usted para mantener su postura.

Paso 3: Si primero da un paso adelante con su pie derecho, su peso debe estar sobre su pie izquierdo. Cuando esté listo, comience a doblar ambas rodillas hasta que haya alcanzado un ángulo de 90 grados.

Paso 4: Si da un paso adelante con el pie derecho primero, las rodillas no deben extenderse demasiado más allá de los dedos de los pies cuando se dobla en un ángulo de 90 grados. La parte superior del cuerpo y la mirada deben permanecer hacia adelante, enfocándose en el mismo lugar u objeto frente a usted. Esto lo ayudará a mantener el equilibrio.

Paso 5: Regrese a la posición de pie. Puede reanudar el movimiento con la misma pierna o cambiar de pierna.

Repita este movimiento 32 veces (16 estocadas por pierna). A medida que se fortalezca, aumente el número de repeticiones por pierna que haga.

Entrenamiento para bajar de peso corporal 5 - Estocadas de salto.

Al igual que las sentadillas de salto, estas estocadas de salto son un movimiento pliométrico que hará que su ritmo cardíaco aumente y queme más calorías a medida que lo hace. Debido a que esto se considera un ejercicio más avanzado, sólo avance a este movimiento de peso corporal cuando haya dominado el movimiento básico de la estocada.

Paso 1: Párese con los pies separados al ancho de los hombros, con las manos colocadas firmemente a cada lado de las caderas (como lo haría en una estocada).

Paso 2: avance un pie hacia adelante (puede comenzar con su derecha o su izquierda). Mantenga los hombros hacia atrás, hacia arriba y mire directamente frente a usted para mantener su postura.

Paso 3: Si primero da un paso adelante con su pie derecho, su peso debe estar sobre su pie izquierdo. Cuando esté listo, comience a doblar ambas rodillas hasta que haya alcanzado un ángulo de 90 grados.

Paso 4: Cuando esté en una posición de estocada, salta y simultáneamente cambia de pierna, aterrizando nuevamente en un salto, excepto que esta vez es con la pierna opuesta en la posición de 90 grados doblada hacia adelante. Si comenzó su estocada con el pie derecho, cuando salte, cambie en el aire, ahora debe aterrizar con el pie izquierdo. Asegúrese siempre de que su aterrizaje sea agradable y tranquilo, con las rodillas suaves.

Los principiantes deberían intentar hacer esto 16 veces (2 series de 8 repeticiones). A medida que se fortalezca, aumente el número de repeticiones.

Entrenamiento para bajar de peso corporal 6 - Estocadas inversas.

Este movimiento también funciona en los cuádriceps, específicamente los músculos en la parte superior delantera de las piernas, los glúteos y los músculos aductores en la parte interna de los muslos y las pantorrillas.

Paso 1: Párese con los pies separados al ancho de los hombros, con las manos colocadas firmemente a cada lado de las caderas.

Paso 2: Retroceda un pie (puede comenzar con su derecha o su izquierda). Mantenga los hombros hacia atrás, hacia arriba y mire directamente frente a usted para mantener su postura.

Paso 3: Si primero retrocede con el pie derecho, su peso debe estar sobre el pie izquierdo. Cuando esté listo, comience a doblar ambas rodillas hasta que haya alcanzado un ángulo de 90 grados. Baje la rodilla doblada hacia atrás tan lejos como pueda.

Paso 4: Si primero retrocede con el pie derecho, la rodilla izquierda no debe extenderse demasiado más allá de los dedos de los pies cuando se dobla en un ángulo de 90 grados. La parte superior del cuerpo y la mirada deben permanecer hacia adelante, enfocándose en el mismo lugar u objeto frente a usted. Esto lo ayudará a mantener el equilibrio.

Paso 5: Regrese a la posición de pie. Puede reanudar el movimiento con la misma pierna o cambiar de pierna.

Repita este movimiento 32 veces (16 estocadas por pierna). A medida que se fortalezca, aumente el número de repeticiones por pierna que haga.

Entrenamiento para bajar de peso corporal 7 – Puente de Glúteos

Si tiene problemas para ponerse en cuclillas o lanzarse debido a una lesión previa, este ejercicio es lo mejor que puede hacer para tonificar y fortalecer los glúteos, los isquiotibiales y la espalda baja al mismo tiempo.

Paso 1: Acuéstese sobre su colchoneta de ejercicios, boca arriba. Asegúrese de que su espalda no esté arqueada durante esta posición.

Paso 2: Doble las rodillas en posición vertical, manteniendo los pies firmemente en el suelo. Sus brazos deben estar a los lados, con las palmas hacia abajo, presionadas contra la alfombra para mayor soporte.

Paso 3: Cambie su peso a los talones mientras está acostado en esta posición. Cuando esté listo, levante las caderas, levantando la mitad inferior de su cuerpo de la alfombra sin arquear demasiado.

Paso 4: Cuando haya elevado las caderas lo más alto que pueda, apriete los músculos de los glúteos en la parte superior del movimiento. Imagine que tiene un lápiz entre sus glúteos y está tratando de apretarlos para evitar que el lápiz se caiga. Mantenga los abdominales apretados durante este movimiento para evitar que se arquee la zona lumbar.

Paso 5: Mantenga la posición por un segundo o dos y luego regrese a su posición inicial.

Repita este movimiento 16 veces (2 series de 8 repeticiones). A medida que se fortalezca, aumente el número de repeticiones y la longitud de su posición de espera en la parte superior.

Entrenamiento de peso corporal inferior 8 - Serie de boca de incendio

Este movimiento es excelente para mejorar la movilidad, lo que te ayudará a realizar los otros ejercicios de la parte inferior del cuerpo de manera más efectiva.

Paso 1: Colóquese sobre su tapete en una posición de mesa. Las palmas y las rodillas deben presionarse hacia abajo sobre la colchoneta, los abdominales deben estar apretados para que la espalda no se arquee ni se hunda.

Paso 2: Cuando esté listo, comience levantando una pierna hacia un lado, manteniéndola en una posición de 90 grados como lo hace.

Paso 3: Levante la rodilla doblada hasta el nivel de la cadera a su lado, sostenga por un segundo y luego regrese a su posición inicial original.

Paso 4: Haga un par de repeticiones en una pierna antes de cambiar de pierna.

Repita este movimiento 32 veces (2 series de 8 repeticiones por pierna). A medida que se fortalezca, aumente el número de repeticiones.

Capítulo 4: El entrenamiento del Core

Entrenamiento del core 1 - El giro ruso.

Esto suena como un movimiento de baile, pero esta maniobra va a quemar toda su sección del core y oblicuos.

Paso 1: Siéntese cómodamente en la colchoneta y doble las rodillas. Sus talones deben estar a una pulgada de sus glúteos.

Paso 2: Reclínese hacia atrás mientras mantiene su core apretado para comprometer sus músculos abdominales. Mantenga la espalda lo más recta posible y no se doble en el movimiento. Inclínese lo más atrás que pueda sin comprometer su forma.

Paso 3: Levante las manos frente a usted y júntelas. Comience a girar de izquierda a derecha y viceversa, manteniendo su core ocupado todo el tiempo.

Repita este movimiento 16 veces (2 series de 8 repeticiones). A medida que se fortalezca, recuéstese más en el movimiento para involucrar a su core aún más sin comprometer la forma. Para mayor intensidad, levante uno o ambos pies del piso mientras gira.

Entrenamiento del core 2 - Las bicicletas.

Realice este movimiento de peso corporal conocido como Las Bicicletas para apuntar sus oblicuos y el recto abdominal simultáneamente.

Paso 1: Acuéstese sobre la colchoneta, presionando su espalda baja contra el piso. No arquee la parte baja de su espalda.

Paso 2: Luego, coloque las manos detrás de la cabeza, tocando ligeramente la cabeza con los dedos. Doble las rodillas en ángulos de 90 grados.

Paso 3: Levante la parte superior del cuerpo hasta que sienta que los omóplatos se elevan del piso. No estire el cuello durante este movimiento. A medida que se levanta, gire la parte superior del cuerpo llevando el codo derecho hacia la rodilla izquierda mientras dobla la rodilla. La pierna derecha se extiende en un ángulo de 45 grados mientras lo hace.

Paso 4: Cambie de lado y haga lo mismo en el otro lado.

Repita este movimiento 20 veces (2 series de 10 repeticiones). A medida que se fortalezca, aumente el número de repeticiones.

Para este movimiento, no se trata de qué tan rápido puede ir, sino de qué tan bien puede mantener su forma durante todo el movimiento, por lo que está bien ir lento y estable siempre que lo haga bien.

Entrenamiento de peso corporal superior 3 - La patada de tijera.

Paso 1: Comience recostándose sobre su espalda, coloque sus manos en el piso, ya sea a su lado o debajo de la parte inferior de su espalda, si necesita apoyo adicional.

Paso 2: Levante la pierna un par de pulgadas del suelo. Levante los omóplatos del tapete, pero ahora estire o hale el cuello.

Paso 3: Cruce el tobillo izquierdo sobre el derecho, luego cambie y repita.

Repita este movimiento 16 veces (2 series de 8 repeticiones). A medida que se fortalezca, aumente el número de repeticiones.

Entrenamiento de la parte superior del peso corporal 4: Plancha de 2 puntos

Este movimiento puede ser difícil de hacer si aún no ha dominado la plancha básica, porque al mismo tiempo va a trabajar los músculos centrales mientras trabaja en su estabilidad.

Paso 1: Comience en una posición de plancha. Las manos deben estar directamente debajo de los hombros, las piernas estiradas detrás de usted mientras equilibras los dedos de los pies.

Paso 2: una vez que esté equilibrado y su torso esté bien y firme, levante la pierna izquierda del piso mientras estira simultáneamente el brazo opuesto (es decir, el brazo derecho) frente a usted. Mantenga durante 5 a 10 segundos.

Paso 3: A continuación, coloque la rodilla izquierda y el brazo derecho al mismo tiempo, cruzando su cuerpo mientras la rodilla y el codo se encuentran en el medio. Vuelva a su posición inicial y repita ese movimiento en el otro lado.

Repita ese movimiento 16 veces (2 series de 8 repeticiones a cada lado). Aumente sus repeticiones cuanto más fuerte sea.

Entrenamiento de la parte superior del peso corporal 5– Plancha boca arriba

Un movimiento que parece engañosamente simple, pero no lo es, porque crear un core fuerte y estable requiere mucho trabajo.

Paso 1: Comience recostándose sobre su espalda, con las piernas estiradas frente a usted. Extienda sus brazos por encima y apriete su core.

Paso 2: Concéntrece en presionar la parte baja de su espalda contra el tapete. Ahora, hale su ombligo hacia adentro, apretando su core.

Paso 3: Con cada inhalación que tome, levante ligeramente las piernas, los hombros y los brazos del piso. Mantenga sus abdominales apretados. Mantenga el movimiento durante 30 segundos antes de bajar de nuevo.

Repita este movimiento 8 veces para comenzar. A medida que se fortalece en el movimiento, aumente el número de repeticiones que puede completar, con el objetivo de ir más alto cada vez.

Entrenamiento de peso corporal superior 6– Patadas de Rana

Mejore sus abdominales habituales con este movimiento intenso.

Paso 1: Comience sentándose en la colchoneta, equilibrando los huesos del asiento. Debería poder levantar cómodamente sus pies ligeramente del piso. Los brazos deben estirarse hacia los lados de su cuerpo.

Paso 2: Mientras inhala, empuje hacia el pecho con un movimiento crujiente y al mismo tiempo, acerque los brazos para abrazarse alrededor de las rodillas. Exhale y suelte nuevamente en su posición inicial.

Repite este movimiento 20 veces (2 series de 10 repeticiones). A medida que se fortalezca en el movimiento, aumente el número de repeticiones y series que realiza.

Entrenamiento de la parte superior del peso corporal 7 - Roll-Down en Pilates

Paso 1: Siéntese en su colchoneta con los brazos levantados sobre la cabeza, las rodillas dobladas y los pies presionados firmemente sobre el piso. Cuando extienda los brazos hacia el techo, imagine que tira y alarga la columna vertebral.

Paso 2: Exhale la respiración y simultáneamente ruede hacia el piso con un movimiento suave y controlado. Mantenga los brazos cerca de la cabeza para que, cuando esté en el piso, estén directamente paralelos a éste.

Paso 3: Despegue lentamente de la colchoneta mientras exhala, en un movimiento lento y controlado y volver a su posición inicial original.

Repita este movimiento 12 veces en cada lado (2 series de 6 repeticiones). A medida que se fortalezca en el movimiento, aumente el número de repeticiones y series que realice.

Entrenamiento básico 8: Kick Crunches de Pie.

Paso 1: Párese con los pies separados a la altura de las caderas. Inhale y exhale algunas veces a medida que comienza a involucrar sus abdominales.

Paso 2: Mientras inhala, levante la pierna derecha del piso, extendiéndola en una patada frente a usted mientras simultáneamente lleva su mano izquierda hacia adelante casi como si fuera a tocar los dedos de la pierna derecha.

Paso 3: Mantenga sus abdominales ocupados durante todo el movimiento para que sienta que está crujiendo mientras está de pie. Regrese a la posición inicial y cambie de pierna, repitiendo este movimiento en el otro lado.

Haga esto 20 veces (2 series de 10 repeticiones cada una). Aumente el número de repeticiones a medida que se fortalece.

Entrenamiento básico 9: Abdominales Mariposas

Paso 1: Posiciónese sobre la colchoneta. Doble sus rodillas, juntando las plantas de sus pies. Sus brazos deben estar levantados sobre su cabeza, las plantas presionadas juntas.

Paso 2: Exhale mientras simultáneamente trae sus manos y rodillas uno hacia el otro, levantando sus omóplatos y sus pies del piso. Sus manos deben encontrarse con los dedos de sus pies.

Paso 3: Mantenga esta posición durante 5 segundos, apretando sus abdominales con fuerza antes de soltarlos y volver a comenzar.

Repita este movimiento 12 veces (2 series de 6 repeticiones). A medida que comience a fortalecerse, aumente el número de repeticiones.

Ejercicios del Core 10– Abdominal Corredor

Imagine que está corriendo, excepto esta vez sobre la colchoneta.

Paso 1: Comience de espaldas. Doble los codos en un ángulo de 90 grados al costado de su cuerpo. Involucre su core antes de comenzar este movimiento.

Paso 2: Enrolle en una posición sentada, trayendo el codo izquierdo y gírelo hacia la rodilla derecha, que va a levantar y doblar al mismo tiempo. Debería verse como si estuviera corriendo.

Paso 3: Baje y regrese a la posición inicial y repita este movimiento en el lado izquierdo.

Repita este movimiento 16 veces (2 series de 8 repeticiones). A medida que empiece a fortalecerse, aumente la cantidad de repeticiones y su velocidad.

Conclusión.

¡Felicidades! Y gracias por llegar hasta el final de este libro, esperamos que sea informativo y que pueda proporcionarle todas las herramientas que necesita para alcanzar sus objetivos, sean cuales sean.

¿Ve lo fácil que es obtener un entrenamiento de fuerza completo para su cuerpo sin la necesidad de equipo? El entrenamiento de calistenia es uno de los mejores entrenamientos que puede hacer debido a lo fácil que es seguirlo, ¡y puede hacerlo en cualquier lugar!

Realice estos movimientos de entrenamiento de fuerza uno a la vez en las áreas en las que necesita trabajar, o combine varios movimientos para una sesión intensa de entrenamiento de fuerza y comience a ver una diferencia real en su físico y estado físico antes de darse cuenta.